Byw gyda Chi Du

Sut i ofalu am rywun sydd ag iselder
gan ofalu amdanoch chi'ch hun hefyd

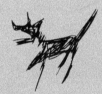

Gan Matthew ac Ainsley Johnstone

Byw gyda Chi Du

Gan Matthew ac Ainsley Johnstone

Cyhoeddwyd gyntaf yng Nghymru yn 2019
gan Y Lolfa Cyf., Talybont, Ceredigion SY24 5HE
www.ylolfa.com

Cyhoeddwyd gyntaf yn 2008 yn Pan gan Pan Macmillan Australia Pty Ltd
1 Market Street, Sydney

ISBN: 978 1 78461 783 7

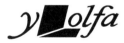

Cysodwyd ac argraffwyd gan Y Lolfa Cyf.

Cyflwynedig i 'gyfaill gorau dyn', y gofalwr

Diolch

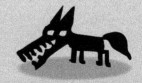

Rhagair

Pan ddywedodd Matthew yn wreiddiol, 'Mae iselder arna i', doedd gen i ddim syniad beth roedd hynny'n ei olygu. Roedden ni mewn cariad, roedd y dyfodol yn edrych yn ddisglair, ac roeddwn i'n credu y gallen ni wynebu beth bynnag oedd o gyda'n gilydd.

Doeddwn i erioed wedi delio ag iselder, ac yn sicr doeddwn i ddim yn gwybod sut allai effeithio arna i a beth fyddai ei effaith.

Dyna'n union pam, ar sawl ystyr, i ni benderfynu creu'r llyfr hwn.

Mae gofalwyr yn byw yng nghysgod y Ci Du. Fel gydag unrhyw salwch, maen nhw'n ysgwyddo'r beichiau, yn casglu'r darnau ac yn gwneud yr holl boeni, yn aml heb wybod ble i droi na beth i'w wneud. Yn aml, maen nhw'n teimlo bod rhaid iddyn nhw droedio'n ofalus, ac mae hynny'n gallu bod yn affwysol o flinedig, yn rhwystredig ac yn ofidus.

Er hynny, mae rôl y gofalwr yn un hanfodol. Gall gael effaith enfawr ar wellhad rhywun sy'n annwyl iddo. Mae'r gofalwr nid yn unig yn cynnig cefnogaeth, ond mae hefyd yn gallu cadw golwg ar sut mae'r un sydd ag iselder yn gwella rhwng ymweliadau â meddygon. Mae'r gofalwr hefyd yn ei ddeall yn well, ynghyd â'i sefyllfa a'i amgylchiadau.

Wrth siarad â phobl sy'n rhannu llwybr tebyg i fy un i pan oeddwn i'n ymchwilio ar gyfer y llyfr hwn, fe sylweddolais mor bwysig yw rhannu eich profiadau ag eraill. Mae gwybod nad ydych chi ar eich pen eich hun yn gysur heb ei ail.

Mae gwellhad yn ymwneud â derbyn a rheoli, o safbwynt y dioddefwr a'r gofalwr fel ei gilydd. Mae Matthew a minnau wedi llwyddo i wneud hyn gyda'n gilydd, drwy onestrwydd, diwydrwydd, tosturi a chymaint o hiwmor â phosib.

Yn sicr, mae'n rhoi'r hen adduned briodasol 'yn glaf ac yn iach' ar brawf, ond ar yr un pryd, fe wnaeth i ni gyfathrebu'n gwbl agored gan ein harwain ar lwybr tuag at berthynas ddyfnach a mwy ystyrlon.

Ein gobaith yw y bydd y llyfr hwn yn taflu rhyw faint o oleuni ar sut Gi Du sydd gan yr un sy'n annwyl i chi, ac yn eich tywys ar y ffordd tuag at wellhad. Salwch y gellir ei drin yw iselder, nid dedfryd oes. Mae'n mynd.

Ainsley Johnstone

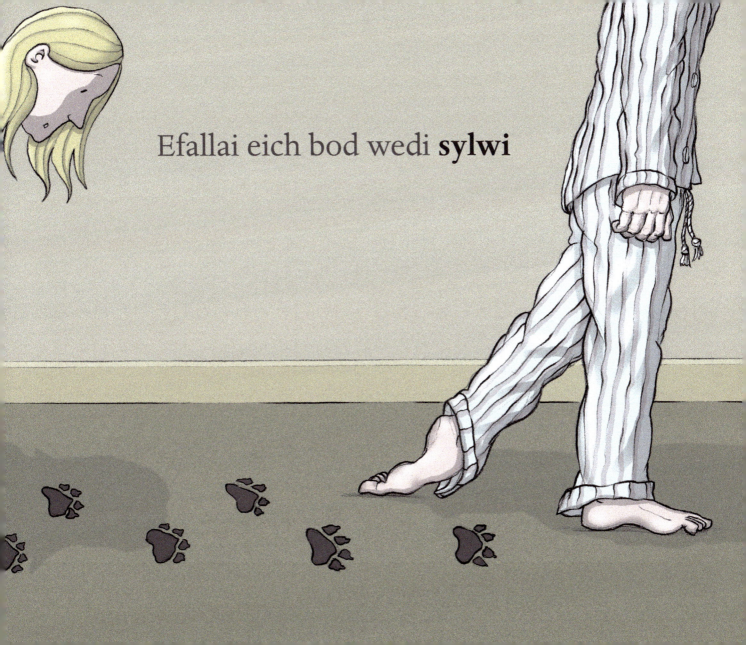

Efallai eich bod wedi **sylwi**

Efallai fod y fflach yn ei lygaid wedi diflannu.

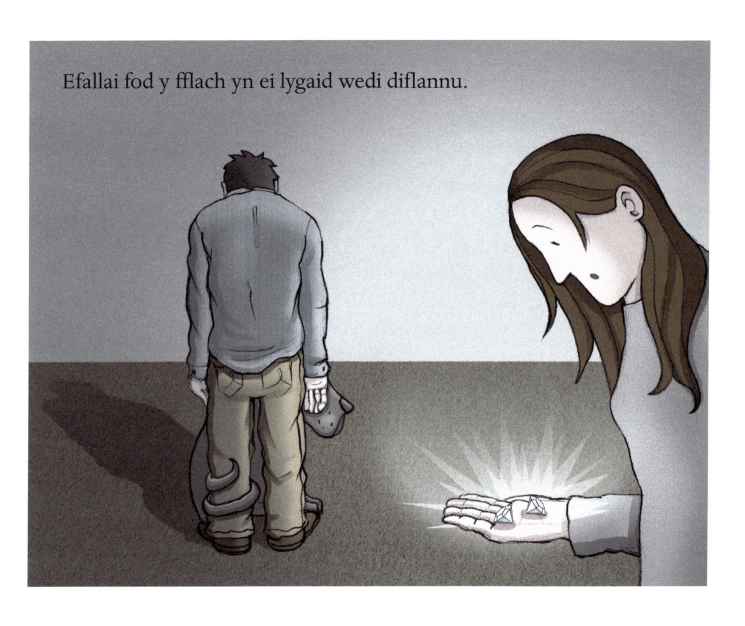

Efallai ei fod yn dioddef o flinder affwysol sy'n dal i'w lethu, waeth pa mor hir mae'n cysgu.

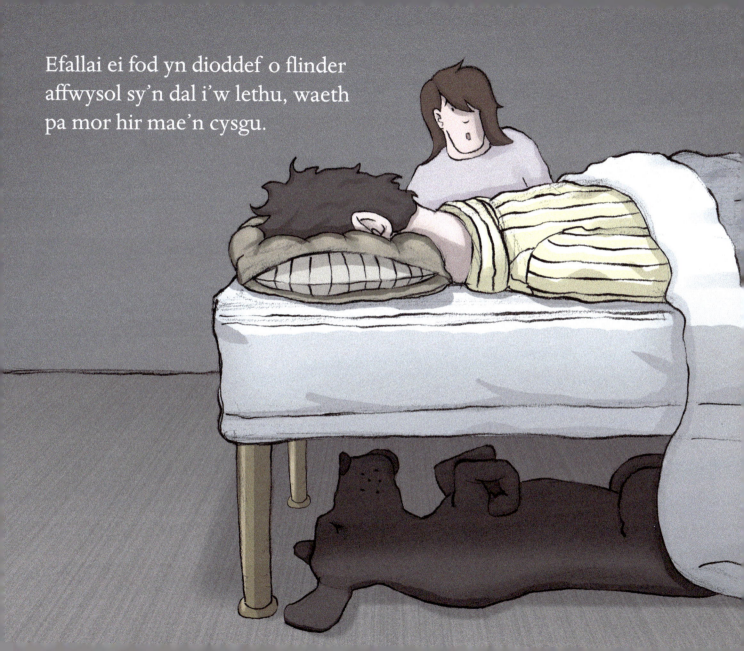

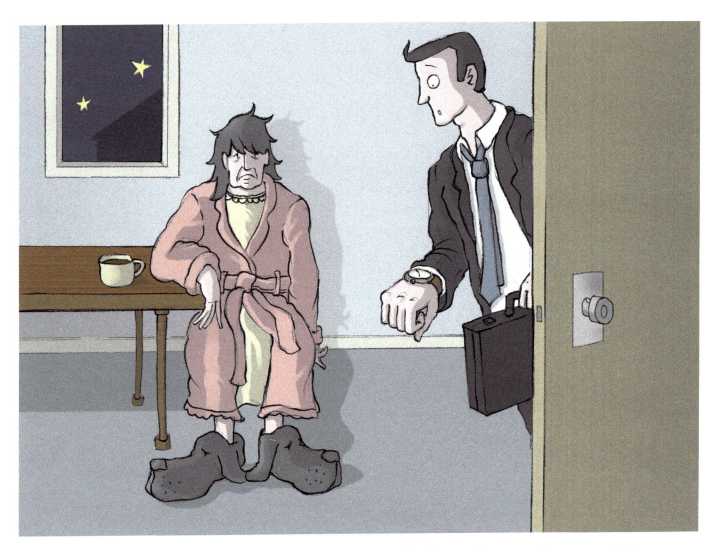

Mae'n bosib ei bod yn cael trafferth deffro'n llwyr a bwrw iddi.

Efallai na fydd yn drwsiadus nac yn gofalu am ei lendid, a gallai ei gof waethygu hefyd.

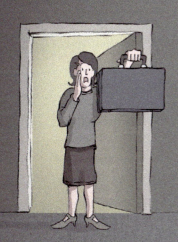

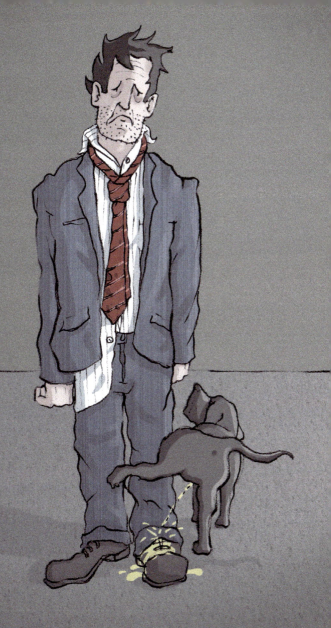

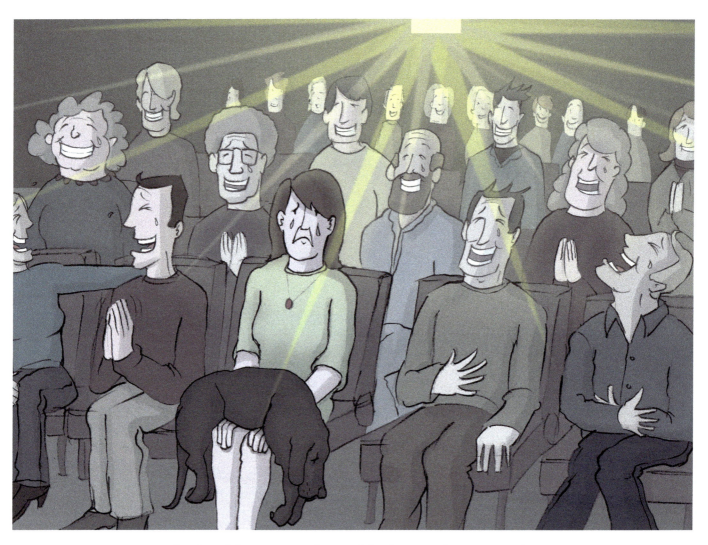

Dydy hi ddim mor hawdd chwerthin ag y bu.

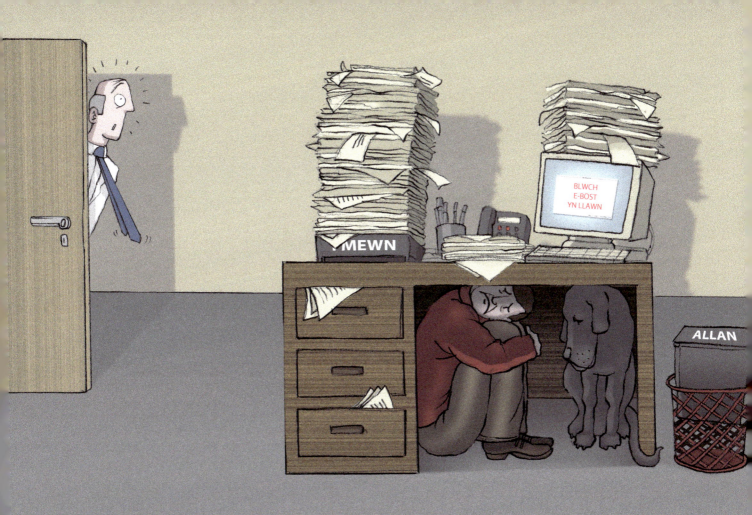

Yn y gwaith, efallai na fydd yn gwneud ei waith mewn pryd, bydd
yn gwneud esgusodion am safon wael ei waith, ac yn absennol
yn amlach oherwydd salwch gydag anhwylderau 'eraill'.

Yn raddol, mae'n bosib y bydd yn encilio oddi wrth weithgareddau cymdeithasol a gweithgareddau hwyliog eraill.

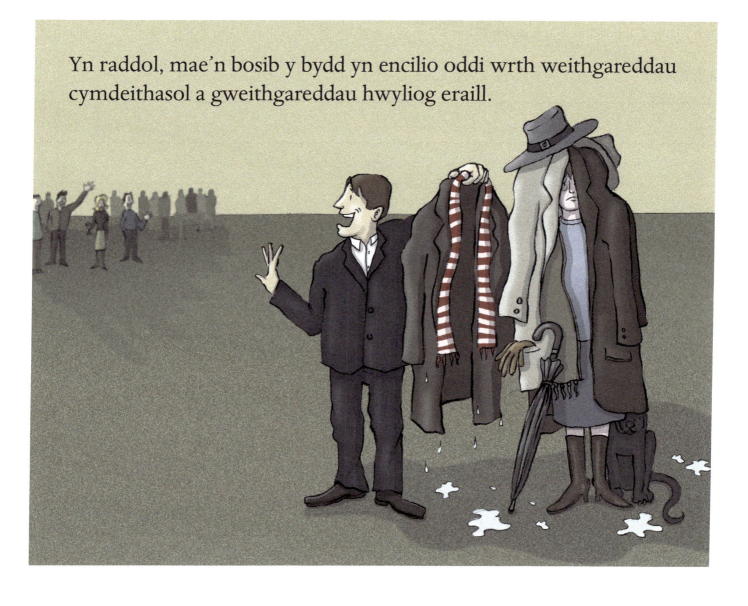

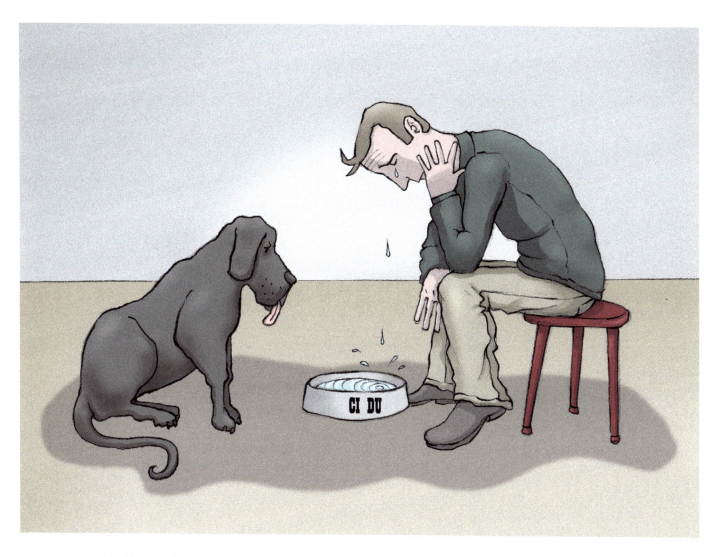

Efallai y bydd yn hynod sensitif, gan grio'n amlach nag arfer.

Er ei bod hi wedi llwyr ymlâdd, mae'n bosib na fydd hi'n gallu ymlacio nac eistedd yn llonydd.

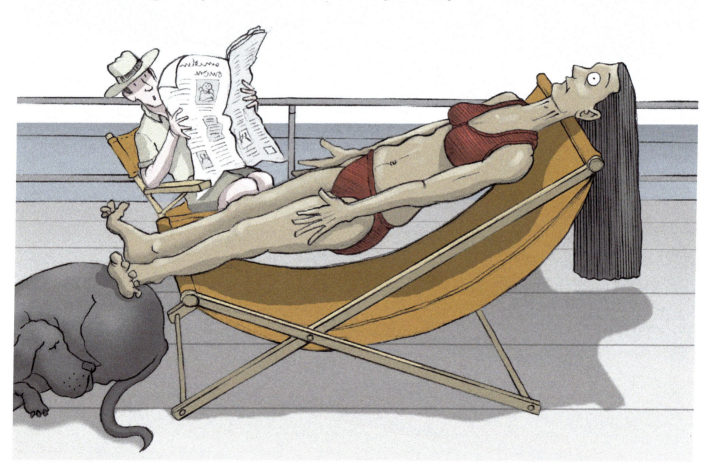

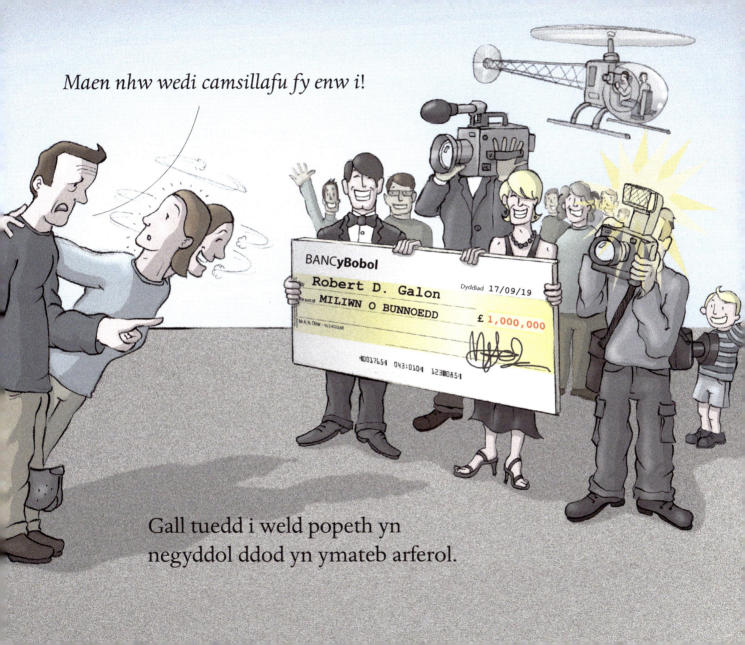

Maen nhw wedi camsillafu fy enw i!

Gall tuedd i weld popeth yn
negyddol ddod yn ymateb arferol.

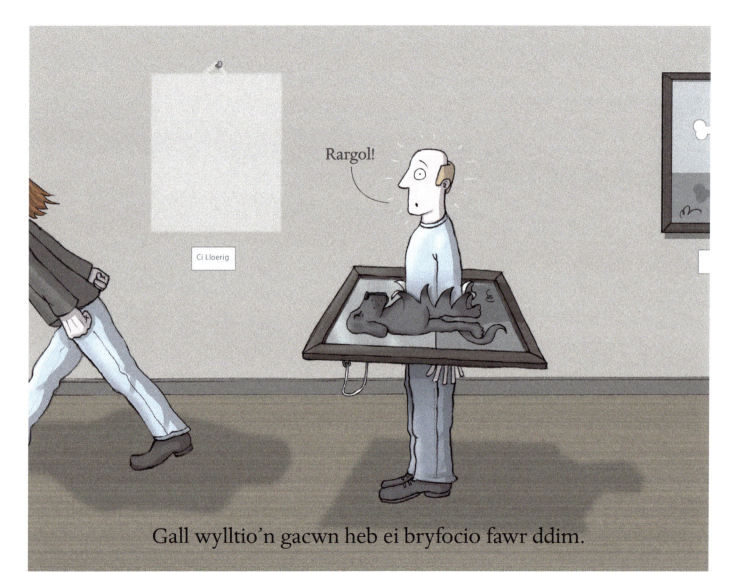

Gall wylltio'n gacwn heb ei bryfocio fawr ddim.

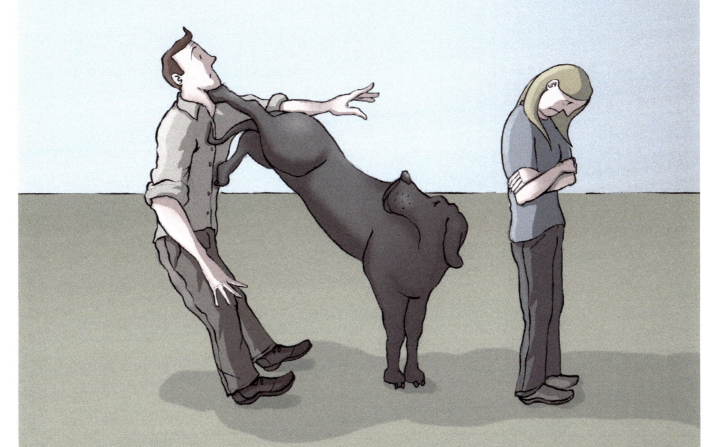

Mae'n bosib na fydd yn dangos cariad, anwyldeb nac agosatrwydd.

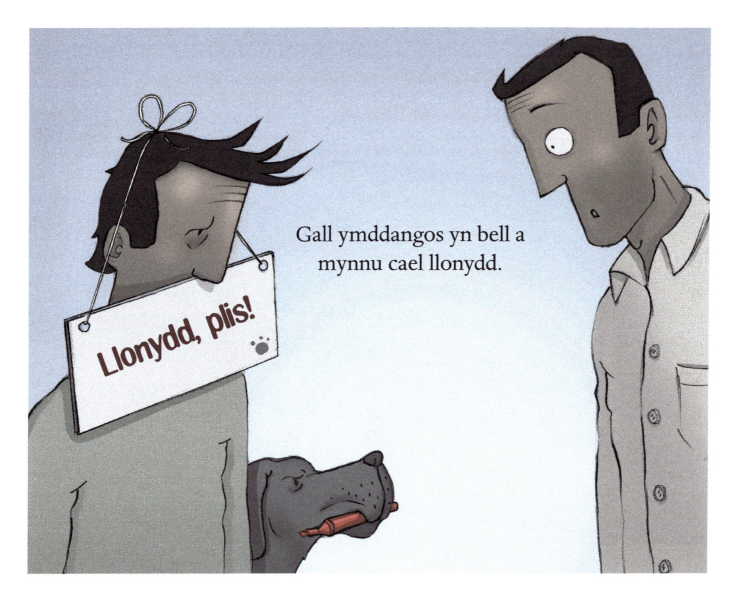

Gall ymddangos yn bell a
mynnu cael llonydd.

Llonydd, plis!

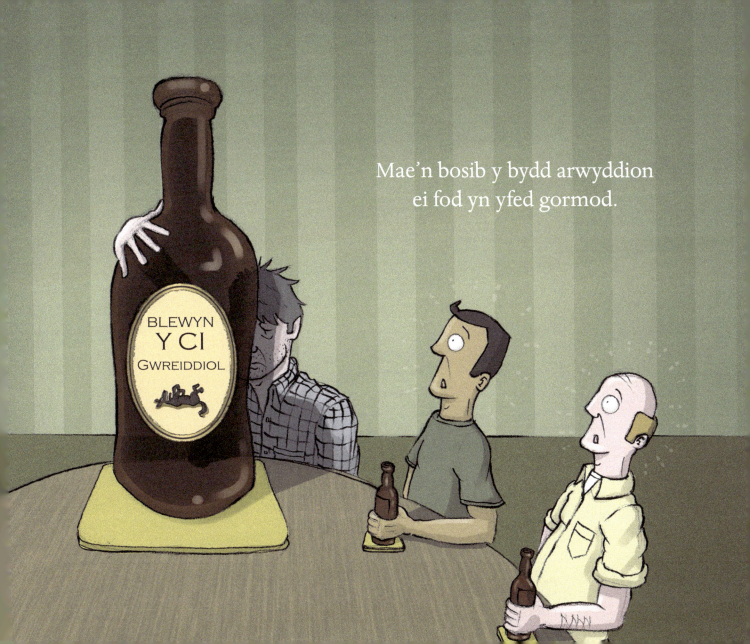

Mae'n bosib y bydd yn creu rhestrau diddiwedd o bopeth sydd o'i le yn ei fywyd.

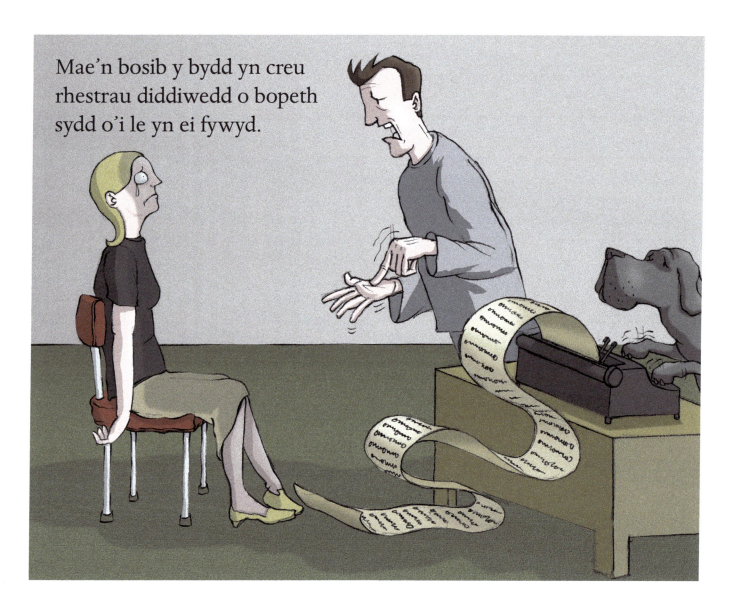

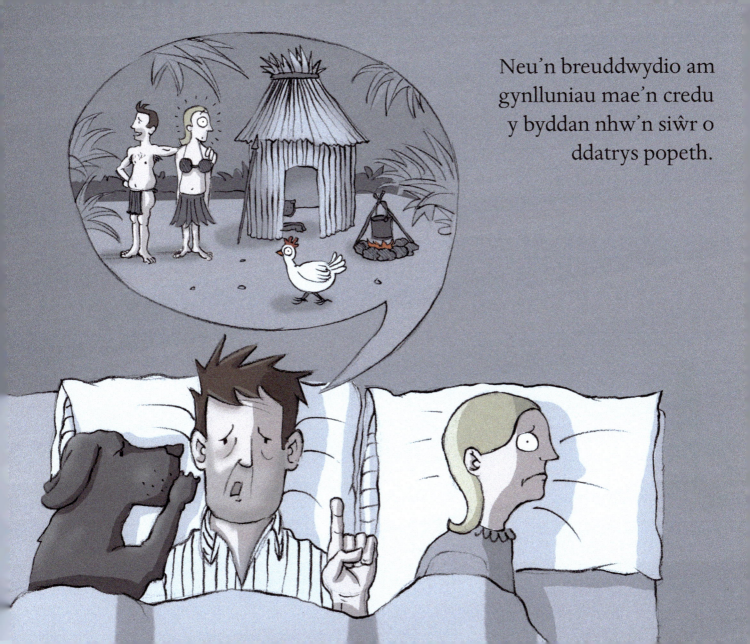

Neu'n breuddwydio am gynlluniau mae'n credu y byddan nhw'n siŵr o ddatrys popeth.

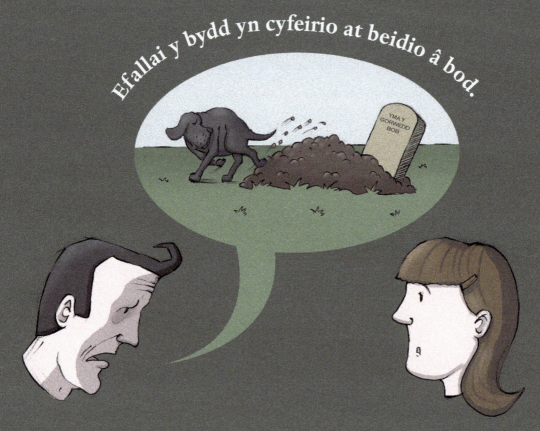

Dylech ddelio â chyfeiriadau o'r fath o ddifri ac yn bwyllog. Peidiwch ag ofni eu trafod. Gofynnwch iddo egluro ei feddyliau, ac os ydych chi'n pryderu, ffoniwch ei feddyg neu linell gymorth argyfwng.

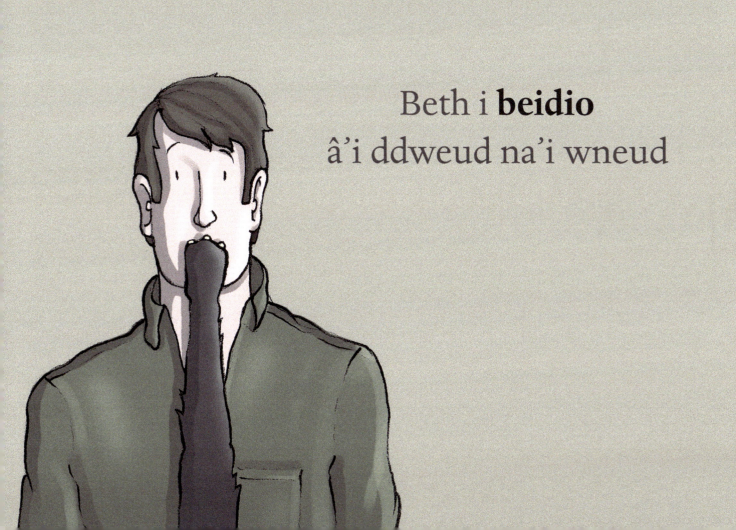

Beth i **beidio** â'i ddweud na'i wneud

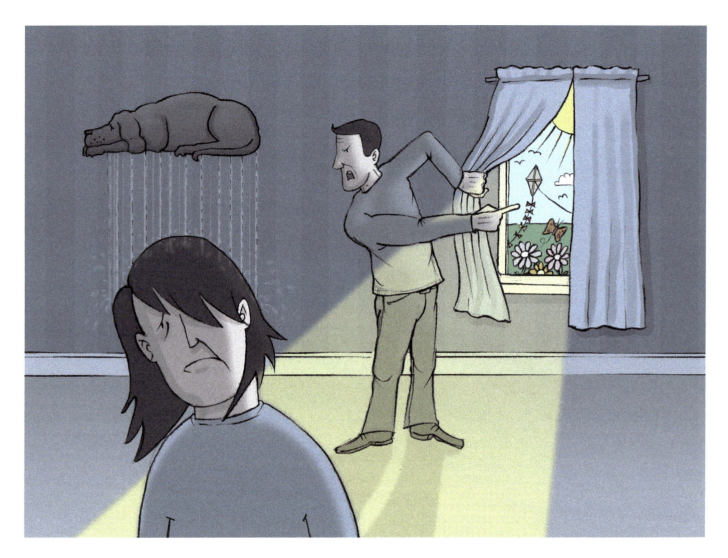

Mae dweud bod y tywydd yn braf yn bryfoclyd ac yn ddibwrpas.

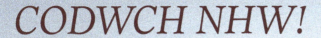

CODWCH NHW!

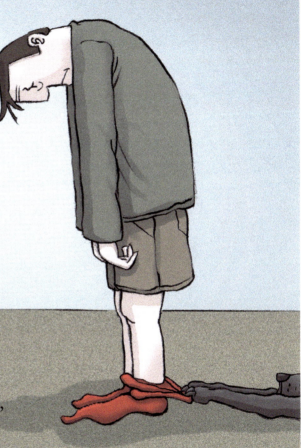

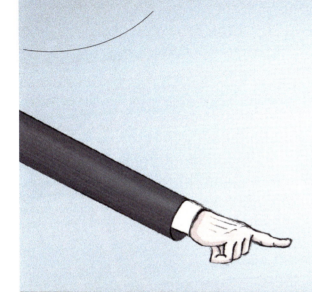

Does dim cysylltiad rhwng
sanau ac iechyd meddwl.

Pe bai pobl yn gallu '**dod at eu coed**',
fe fydden nhw'n gwneud hynny.

Does neb byth yn dewis cael iselder.

Mae'n ddigon posib eich bod yn iawn wrth feddwl '**Mae'r cyfan yn dy ben di**!' ond da chi, peidiwch â'i ddweud.

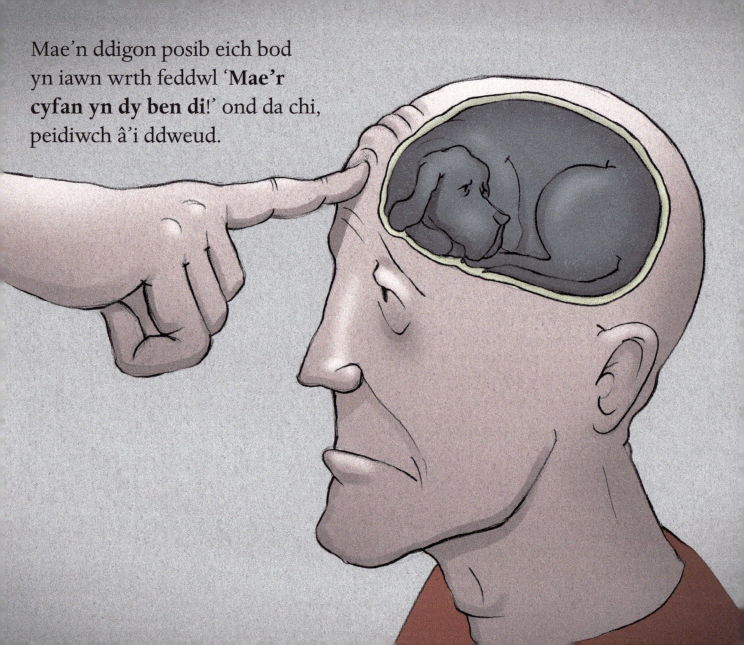

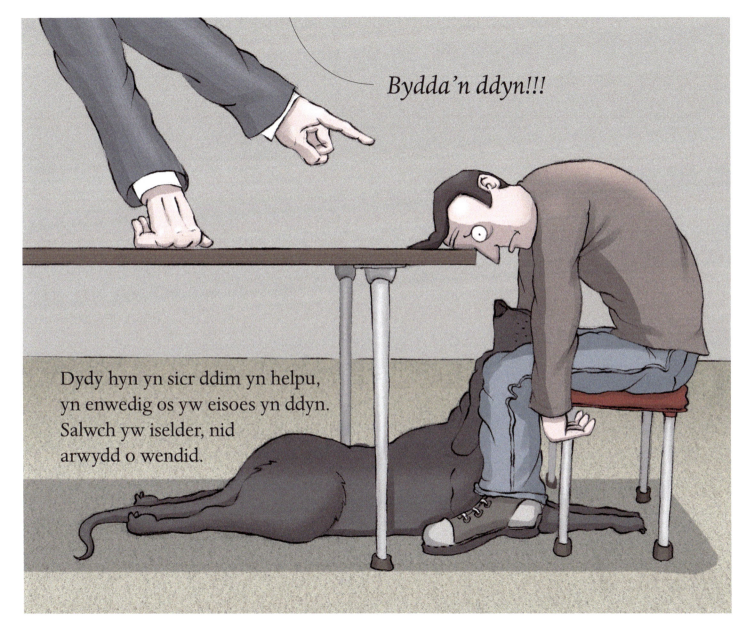

Peidiwch ag ymddwyn fel cadfridog cadair esmwyth sy'n rhoi cyngor a gorchmynion di-sail.

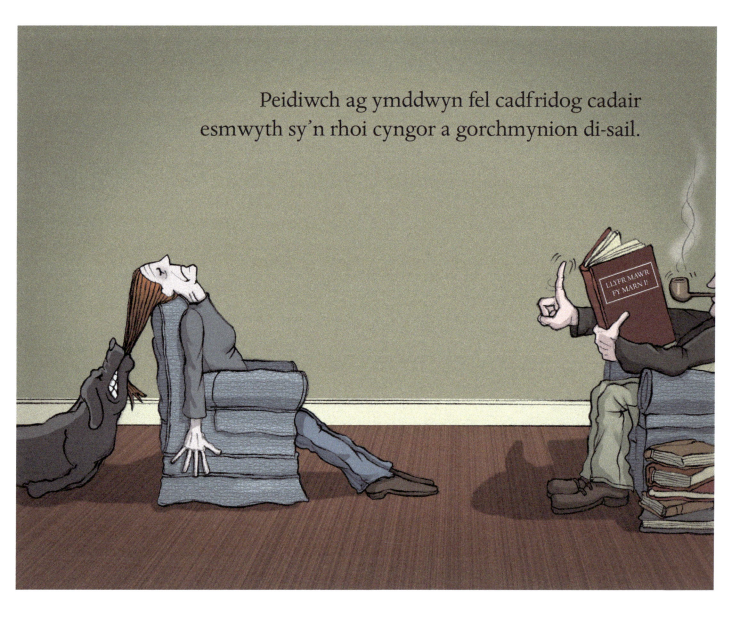

Fydd bod yn ystyriol ac yn garedig byth yn gwneud drwg, ond peidiwch â cheisio codi'i galon yn erbyn ei ewyllys, oherwydd gall hyn yn aml wneud iddo deimlo'n waeth.

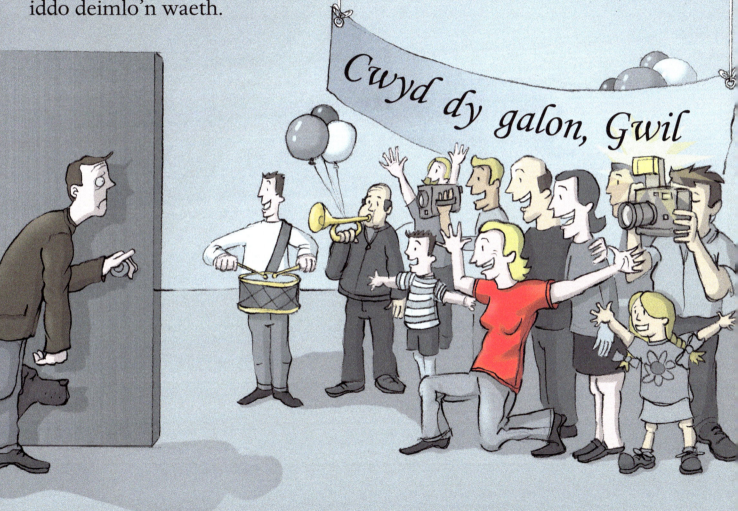

Peidiwch byth â'i chyhuddo o '**drio cael sylw**';
mae hyn yn sarhaus ac yn greulon.

Dydy hi ddim yn chwilio am sylw –
mae'n bur debyg bod ei angen arni.

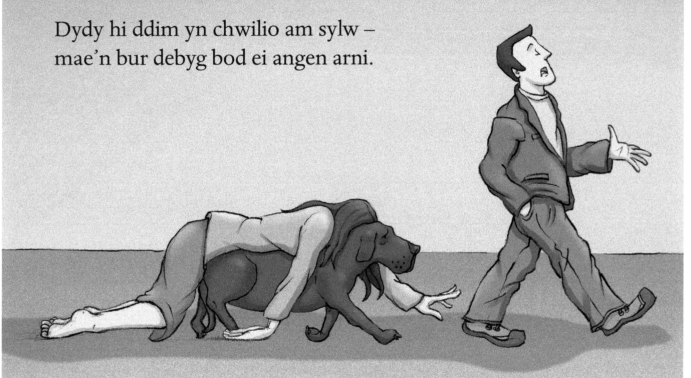

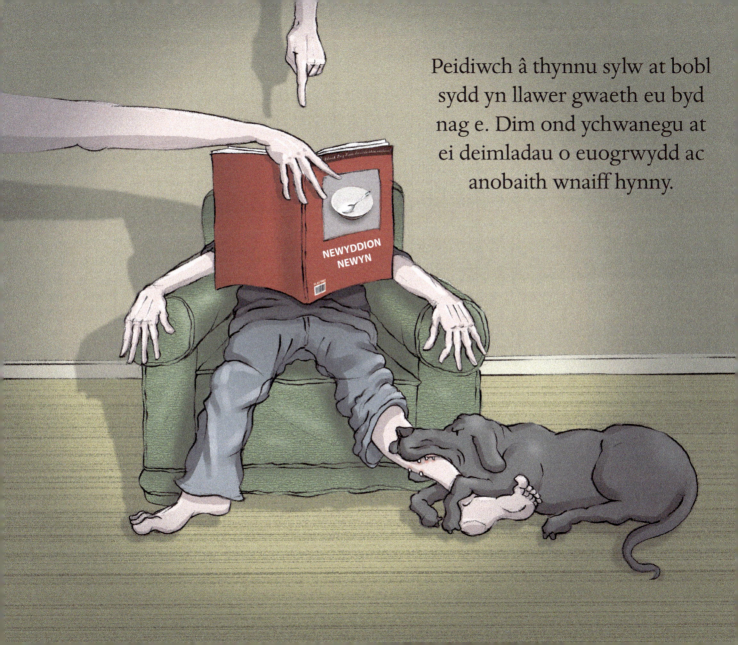

Peidiwch â thynnu sylw at bobl sydd yn llawer gwaeth eu byd nag e. Dim ond ychwanegu at ei deimladau o euogrwydd ac anobaith wnaiff hynny.

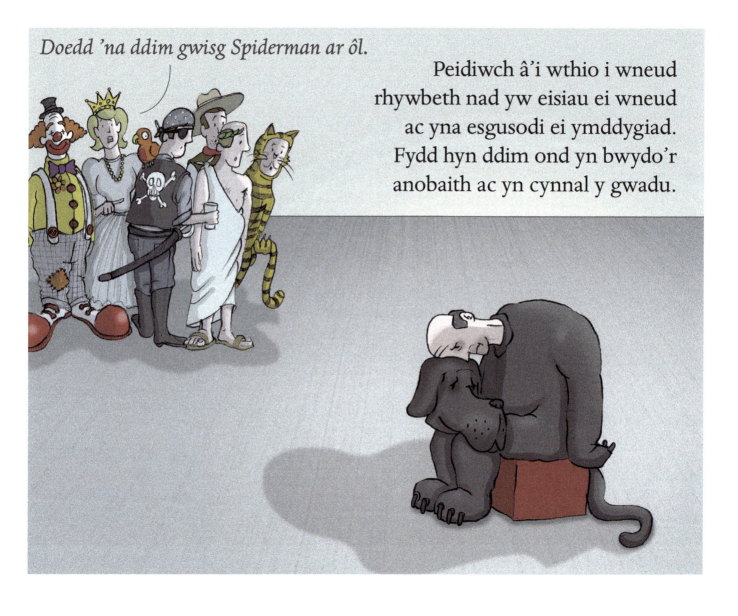

Doedd 'na ddim gwisg Spiderman ar ôl.

Peidiwch â'i wthio i wneud rhywbeth nad yw eisiau ei wneud ac yna esgusodi ei ymddygiad. Fydd hyn ddim ond yn bwydo'r anobaith ac yn cynnal y gwadu.

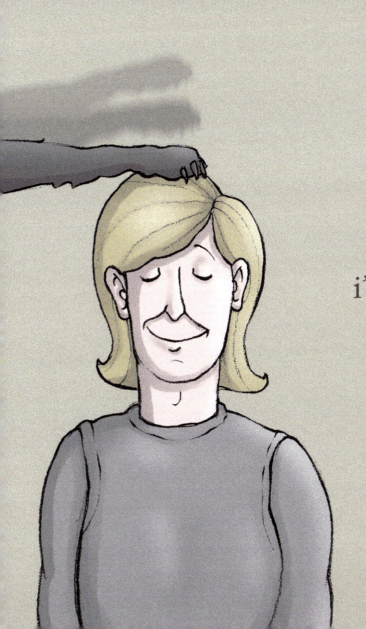

Pethau **da**
i'w dweud a'u gwneud

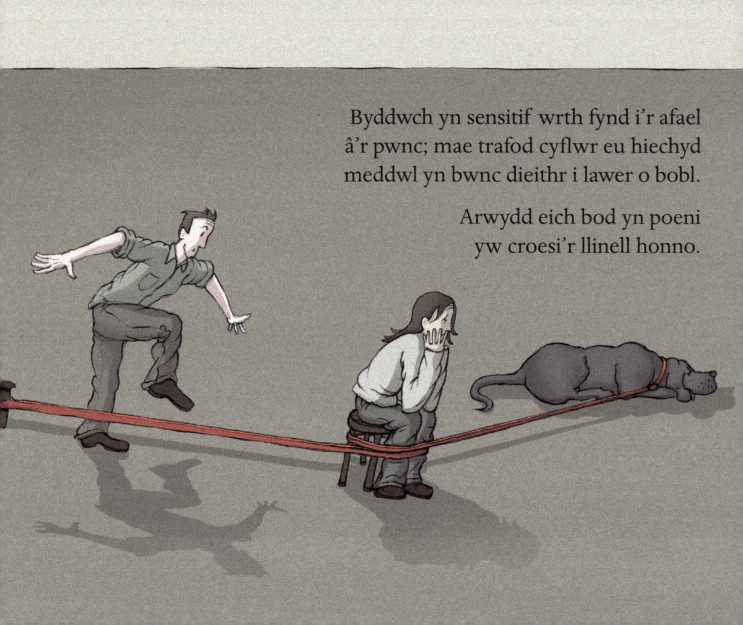

Byddwch yn sensitif wrth fynd i'r afael
â'r pwnc; mae trafod cyflwr eu hiechyd
meddwl yn bwnc dieithr i lawer o bobl.

Arwydd eich bod yn poeni
yw croesi'r llinell honno.

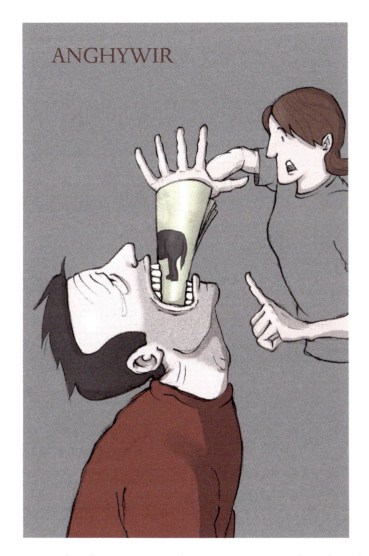

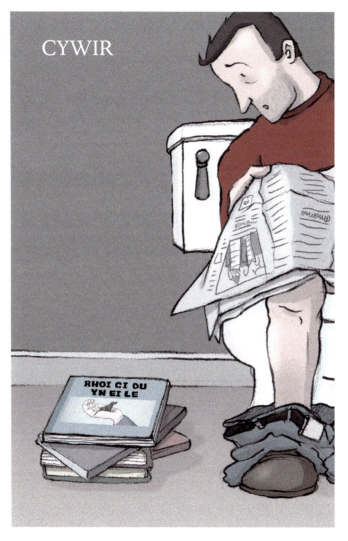

Os ydych yn mynd i rannu gwybodaeth berthnasol, gwnewch hynny'n gynnil.

Peidiwch â siarad. **Gwrandewch, dim byd arall**. Mae bod yno i rywun, heb roi eich barn na barnu, yn un o'r rhoddion gorau posib.

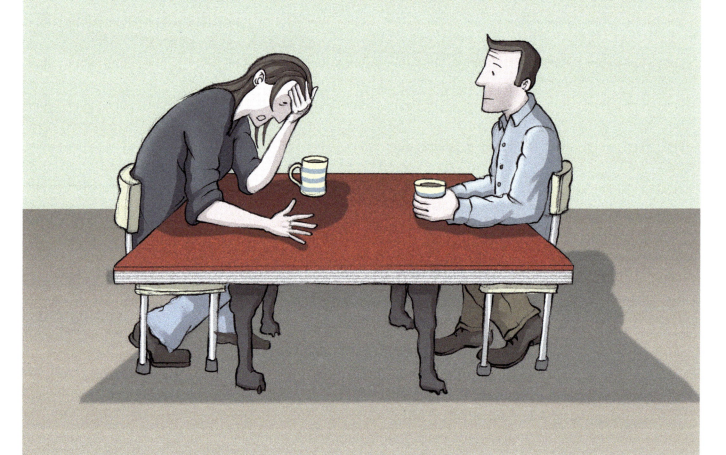

Os yw'n fodlon, ceisiwch ei annog i ofyn am farn broffesiynol. Gall cynnig helpu i ddod o hyd i feddyg da, gwneud apwyntiad a hyd yn oed fynd gydag e yn gwmni, fod yn werth y byd.

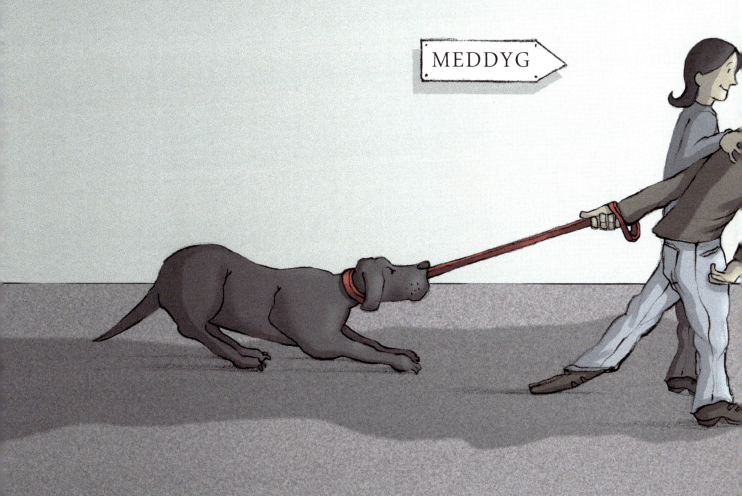

MEDDYG

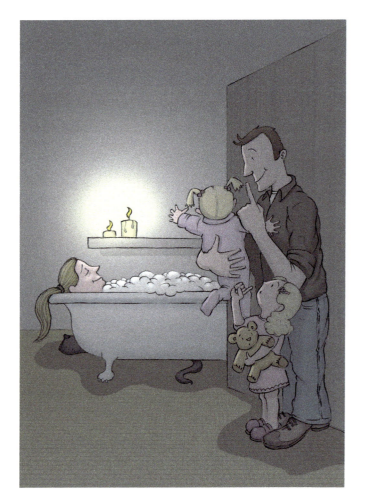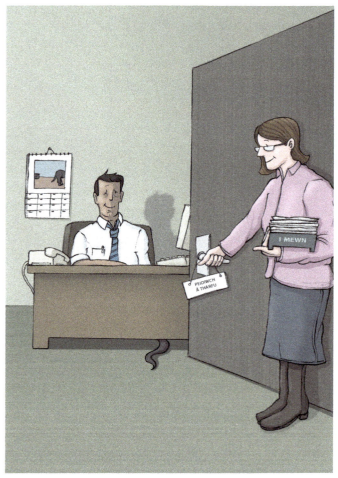

Pryd bynnag mae'n bosib, ceisiwch gynnig help llaw. Serch hynny,
mae'n bwysig nad ydych chi'n gwneud popeth drosto. Mae rhywfaint
o drefn yn hanfodol ar gyfer hunan-les a hunan-barch.

Anogwch unrhyw fath o ymarfer corff rheolaidd. Mae ffitrwydd yn gwanhau nerth y Ci.

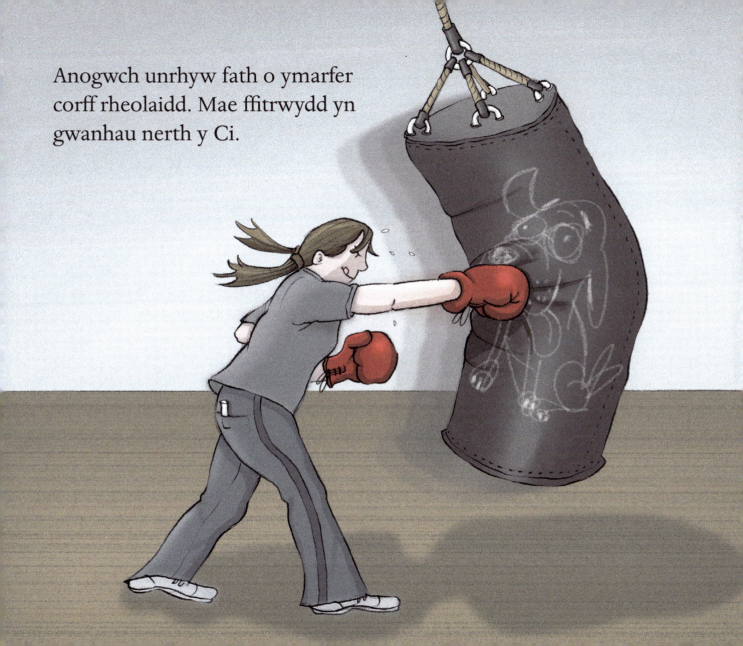

Os ydych chi'n poeni'n wirioneddol am rywun, trefnwch i griw o ffrindiau agos neu berthnasau gysylltu mewn rhyw ffordd â hi bob dydd. Gall hyn gynnwys cynnig help, galw am baned neu ddim ond dweud helô.

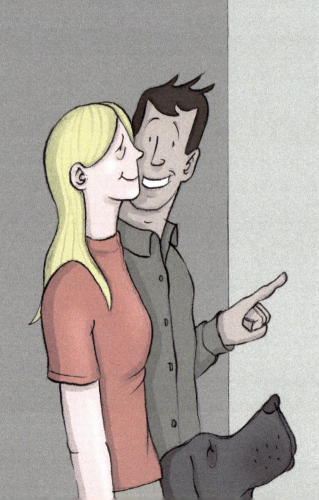

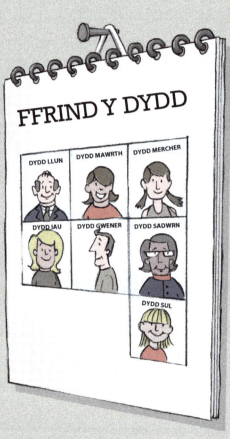

FFRIND Y DYDD

DYDD LLUN DYDD MAWRTH DYDD MERCHER

DYDD IAU DYDD GWENER DYDD SADWRN

DYDD SUL

Datblygwch strategaeth i symleiddio'i
fywyd yn y cartref ac yn y gwaith.
Straen yw un o brif ysgogwyr iselder.
Llai o straen, llai o'r ci.

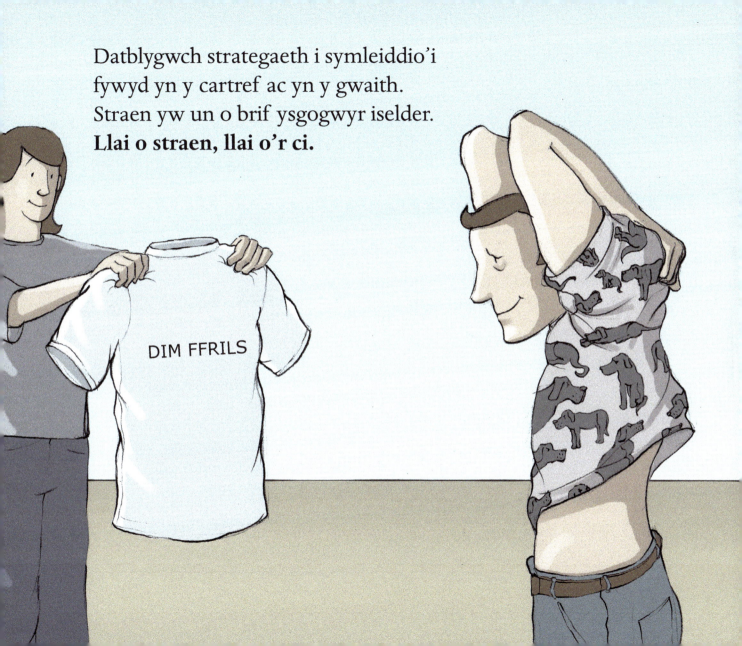

Gwnewch focs 'Curo'r Ci' iddo, gan ei annog i'w lenwi â'i hoff luniau, llythyrau – unrhyw beth sy'n ei atgoffa am bethau da ei fywyd.

Cofiwch gynnwys 'Dyddiadur Ci Gwyn'; yn hwn gall gydnabod cynnydd, cofnodi'r pethau mae'n ddiolchgar amdanyn nhw a gosod nod cyraeddadwy.

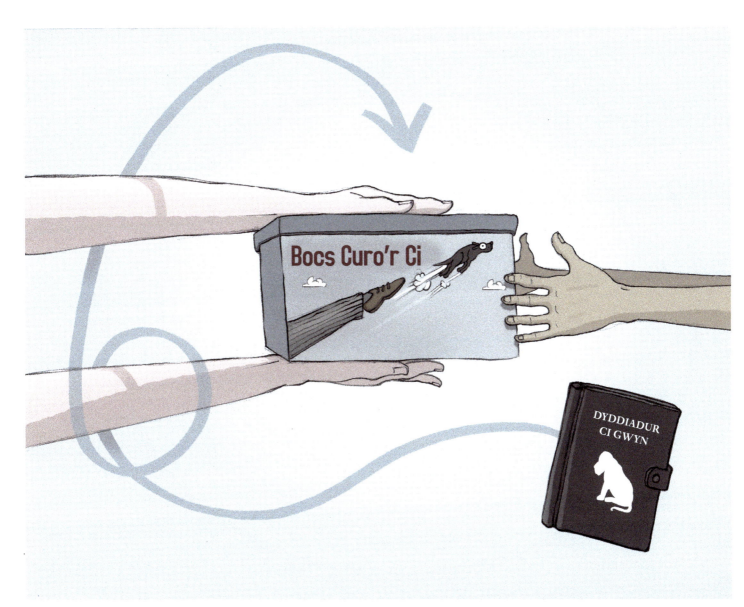

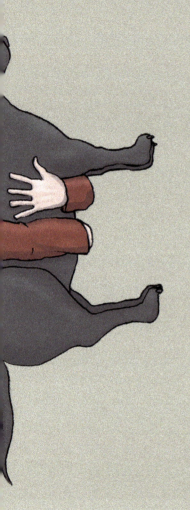

Cofleidio'r Ci Du

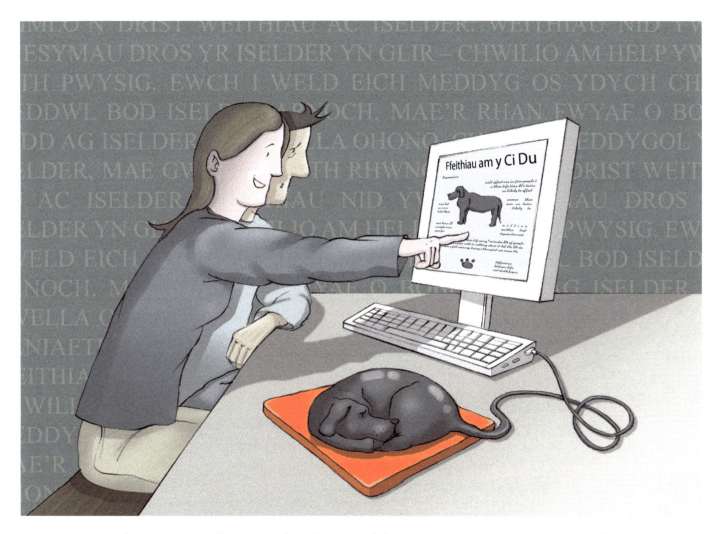

Dysgwch am y cyflwr gyda'ch gilydd. Mae grym mewn gwybodaeth ac mae dealltwriaeth yn iachäwr heb ei ail.

Unwch yn y frwydr a heriwch y Ci Du gyda'r tair D.

Dylanwad. Dylanwadwch ar y cyflwr trwy fod yn gyfrifol am ddewisiadau ffordd o fyw, a lefelau straen.
Os llwyddwch chi i reoli'r rhain, gallwch reoli dylanwad y Ci yn haws.

Derbyn. Derbyniwch fod iselder yn salwch, ac fel unrhyw salwch arall, gellir ei wella. Derbyniwch bob cynnig o help.

Disgyblaeth. Y ddisgyblaeth i weld y meddyg, cymryd y feddyginiaeth os oes angen, cyfathrebu'n glir, gwneud ymarfer corff yn rheolaidd, a gorffwys a bwyta'n dda. Mae angen **disgyblaeth** i ddisgyblu'r Ci bob dydd.

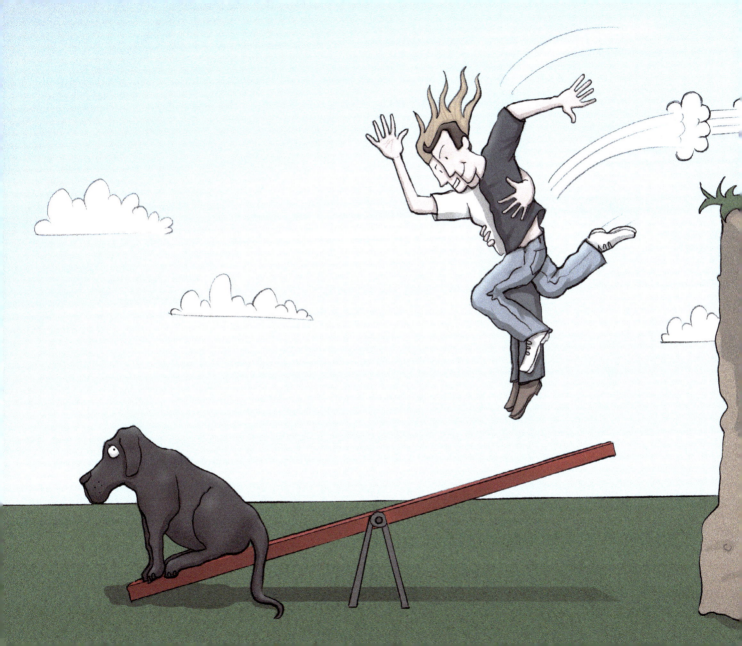

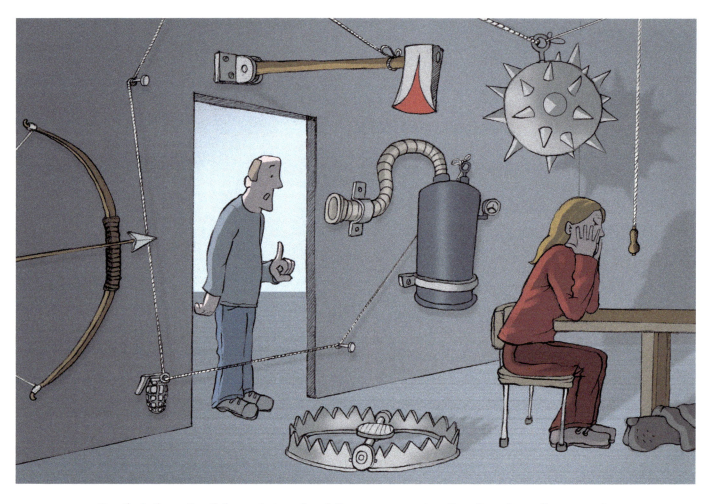

Gyda'ch gilydd, ceisiwch ddysgu sut i adnabod yr hyn sy'n
sbarduno'r iselder ac arwyddion rhybudd cynnar.
Hefyd, dysgwch pryd i roi ychydig o lonydd i'ch gilydd.

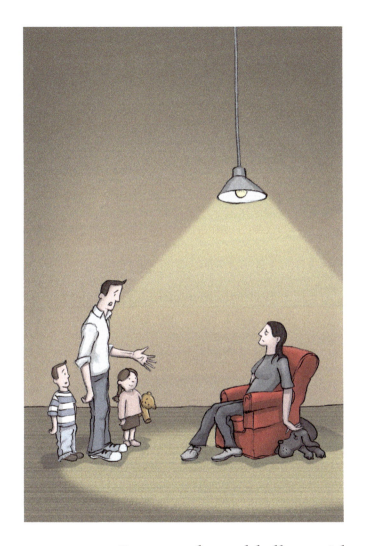
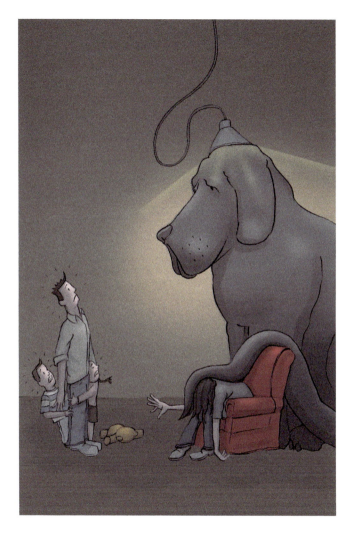

Cytunwch ar ddull gweithredu i gael gwared ar y Ci Du.
Gall Ci sy'n cael ei anwybyddu droi'n broblem fawr.

Os ydyn nhw'n ddigon hen, eglurwch
wrth y plant beth sy'n digwydd.
Mae angen iddyn nhw wybod
nad yw'r Ci Du yn aros am byth.
Mae plant yn meddwl yn aml
mai nhw sydd ar fai;
cysurwch nhw nad yw
hynny'n wir o gwbl.

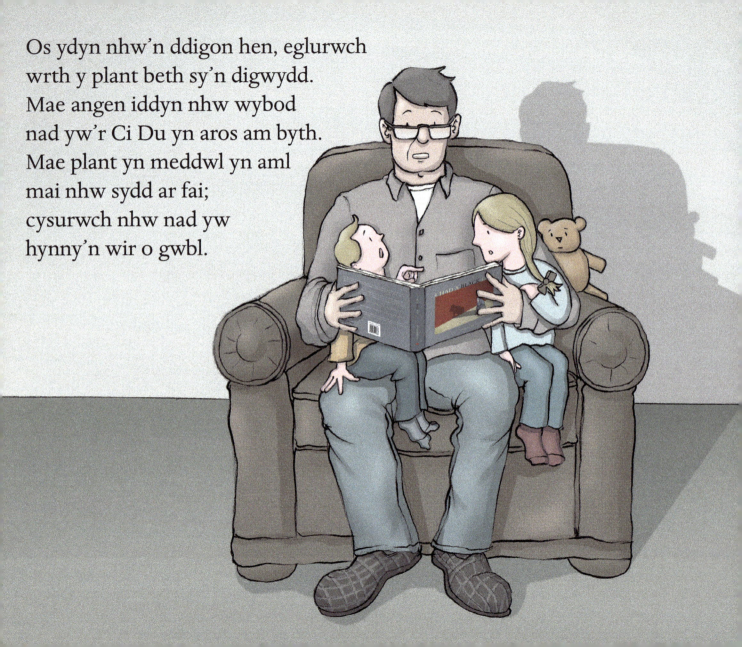

Fel gofalwr, mae tosturi, empathi a dealltwriaeth yn
hollbwysig, ond mae'n rhaid i chi gydnabod na allwch chi
achub yr un sy'n annwyl i chi ar eich pen eich hun.

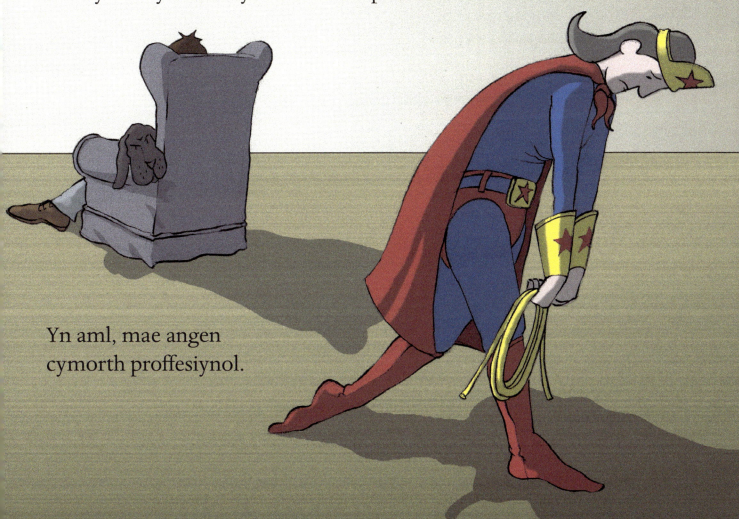

Yn aml, mae angen
cymorth proffesiynol.

Gall peidio â chael y cymorth iawn gostio'n ddrud i chi o ran eich priodas, eich ffrindiau, eich swydd a hyd yn oed eich bywyd.

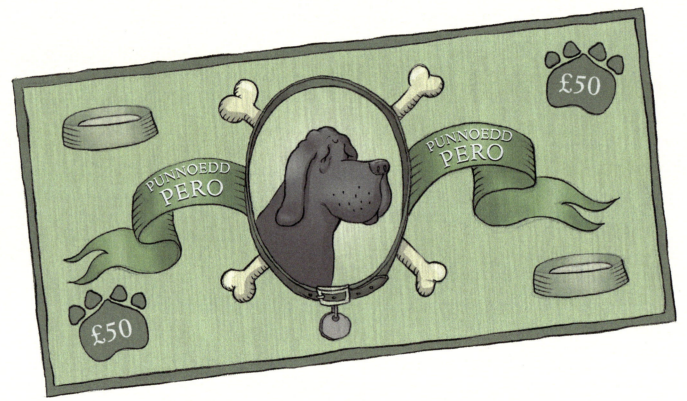

Mae pob math o wasanaeth ar gael; bydd y rhestr ar ddiwedd y llyfr yn eich rhoi ar ben ffordd.

Gall dod o hyd i'r meddyg iawn wneud byd o wahaniaeth i wellhad.

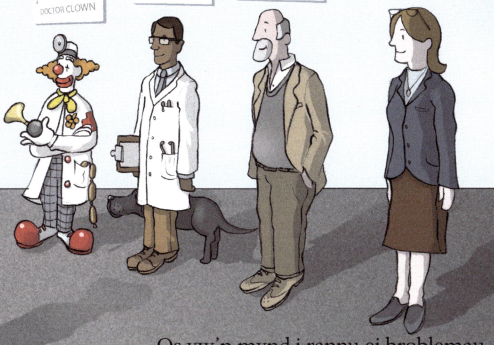

DOCTOR CLOWN

MEDDYG TEULU

SEICOLEGYDD

SEICIATRYDD

Os yw'n mynd i rannu ei broblemau, dylai wneud hyn â rhywun y mae'n ei barchu ac yn teimlo'n gartrefol yn ei gwmni.

Peidiwch ag ofni mynd am asesiad cychwynnol a pheidiwch â theimlo bod rhaid i chi barhau os nad yw'n teimlo'n iawn.

Mae geirfa ymarferwyr iechyd meddwl ar ddiwedd y llyfr.

Mae anghydbwysedd cemegol yn yr ymennydd yn gallu achosi iselder a dyna pam mae cymryd cemegau i'w drin weithiau'n gwneud synnwyr.

Gall cyffuriau gwrthiselder fod yn hanfodol i rai,
ond dydyn nhw ddim i bawb.

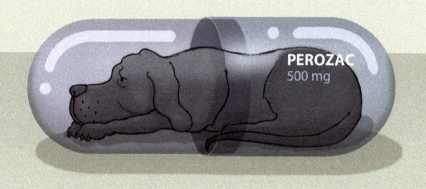

Mae amrywiaeth eang o feddyginiaethau naturiol
ar gael a all helpu i leddfu symptomau.

Cofiwch wneud llawer o ymchwil fel eich bod yn gwybod
y ffeithiau a gofynnwch ddigon o gwestiynau i'ch meddyg.

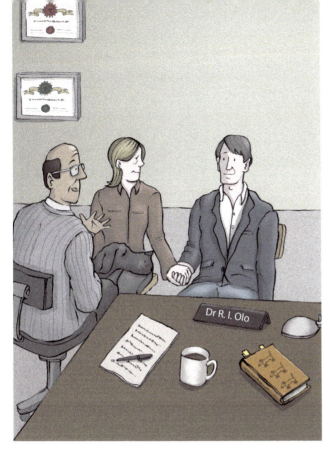

Gallai siarad â'i meddyg eich helpu i ddeall yr hyn mae'n mynd drwyddo. Gallwch hefyd gael cyngor ar sut i lywio'ch perthynas yn ystod y cyfnod hwn.

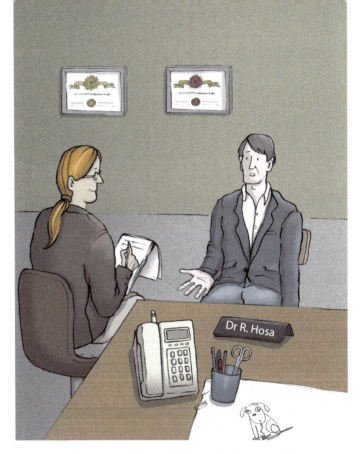

Dydy 'gorflinder gofalwr' ddim yn beth anghyffredin, a gall gweld eich meddyg chi dalu ar ei ganfed. Mae'n hafan ddiogel i rannu'ch profiadau chi'ch hun ac, yn bwysicaf oll, i gael cymorth.

RHAI RHEOLAU SYML YNGHYLCH CYFATHREBU a CHYTUNO

1) Cytunwch fod Ci Du yn eich mysg ac efallai y bydd yn rhaid i bethau newid dros dro.

2) Cytunwch na all neb ei helpu hyd nes y bydd yn ymrwymo'n llwyr i helpu ei hun.

3) Cytunwch i fod yn addfwyn a pharchus â'ch gilydd yn ystod y cyfnod hwn.

4) Cytunwch nad oes angen ymddygiad blin, ac na chaiff ei oddef.

5) Cytunwch i gael sgwrs â'ch gilydd yn rheolaidd.

6) Cytunwch i gyfathrebu'n onest ac agored.

7) Cytunwch i weithredu yn ôl cyngor y meddyg ac i adolygu eich cynnydd yn rheolaidd.

8) Cytunwch ar gynllun wrth gefn (fel yr un ar ddiwedd y llyfr hwn).

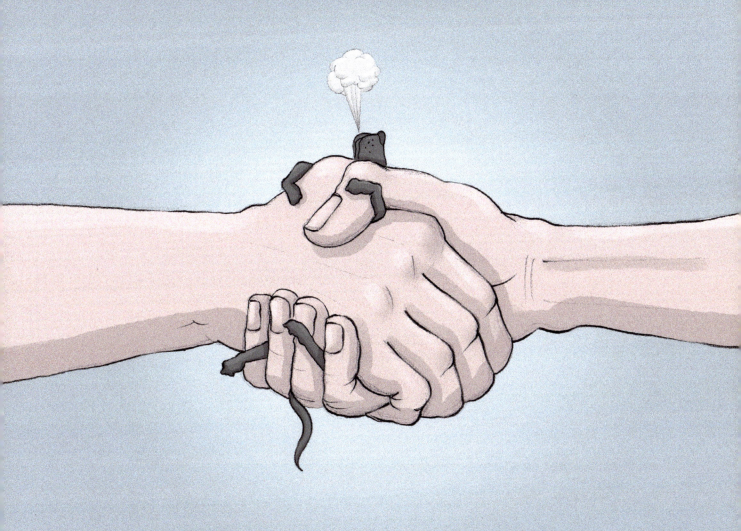

Llofnod .... Llofnod ....

Gofalu
am y Gofalwr

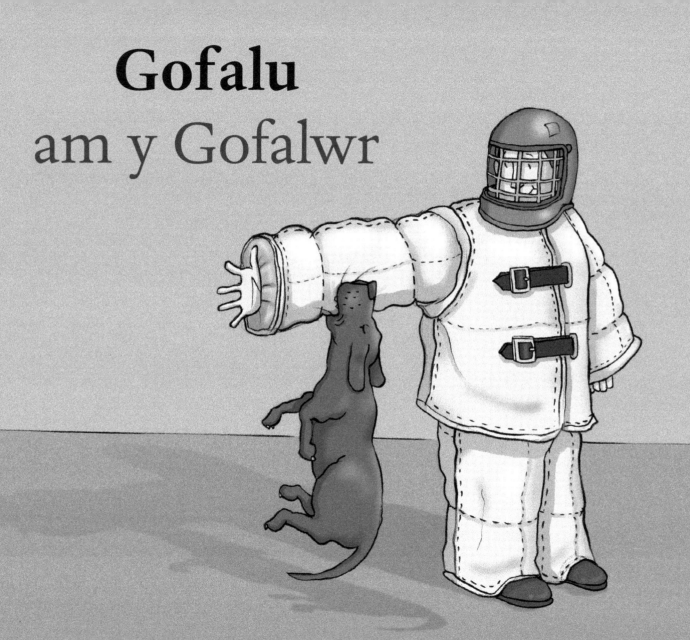

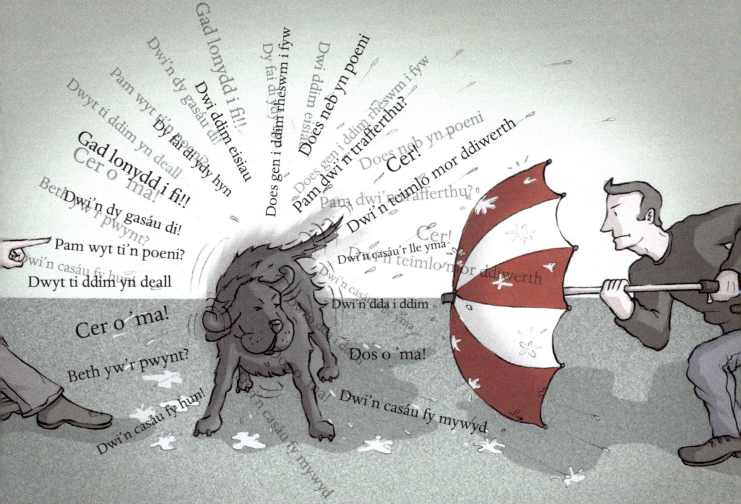

Gall fod yn anodd peidio â chymryd dicter, beirniadaeth, negyddiaeth a difaterwch yn bersonol. Ond mae'n bwysig i chi beidio â rhoi'r ffidil yn y to; derbyniwch mai'r iselder sy'n cyfarth, nid yr un rydych chi'n gofalu amdano.

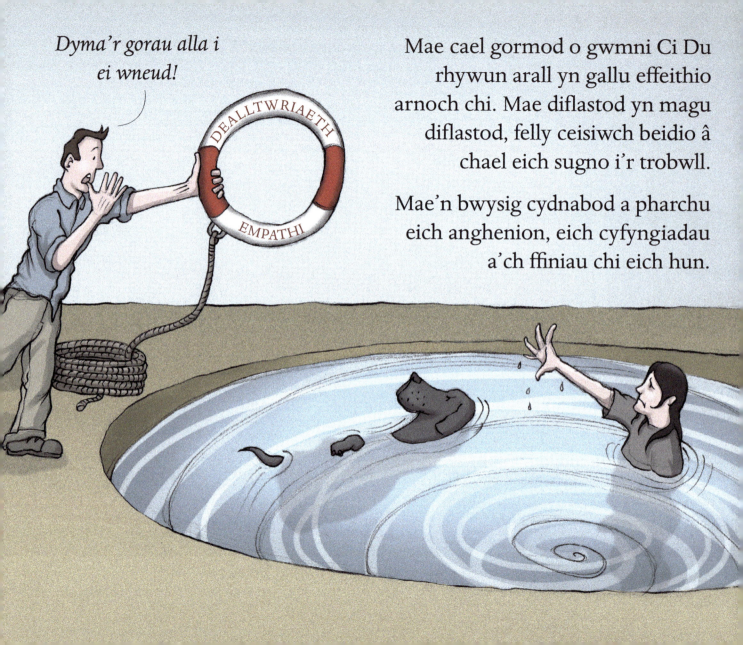

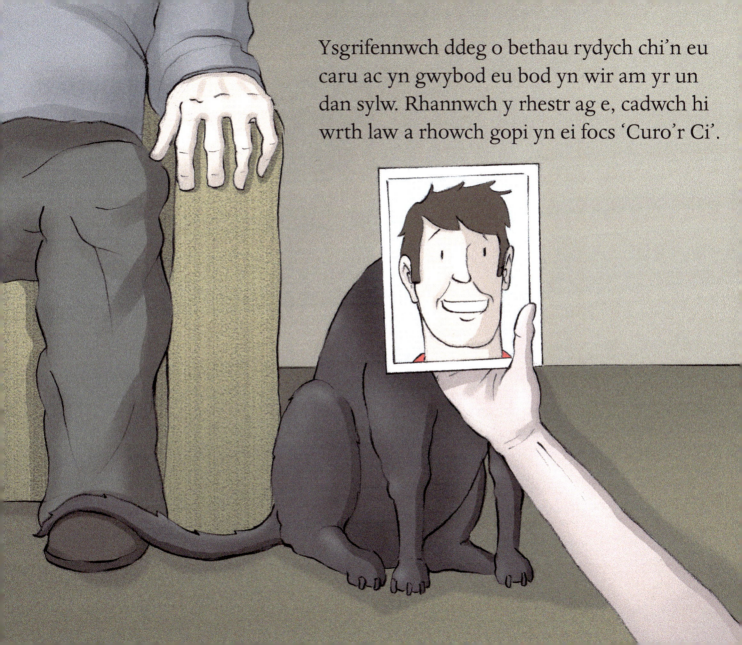

Ysgrifennwch ddeg o bethau rydych chi'n eu caru ac yn gwybod eu bod yn wir am yr un dan sylw. Rhannwch y rhestr ag e, cadwch hi wrth law a rhowch gopi yn ei focs 'Curo'r Ci'.

Mae'n haws delio â sefyllfaoedd anodd pan fyddwch chi'n canolbwyntio'n llwyr ac yn dawel eich meddwl.

Mae ioga a myfyrdod yn ffyrdd gwych
o gael tawelwch a rheolaeth

(mae hyn hefyd yn berthnasol i'r un sydd ag iselder,
felly ceisiwch ei annog i ymuno â chi).

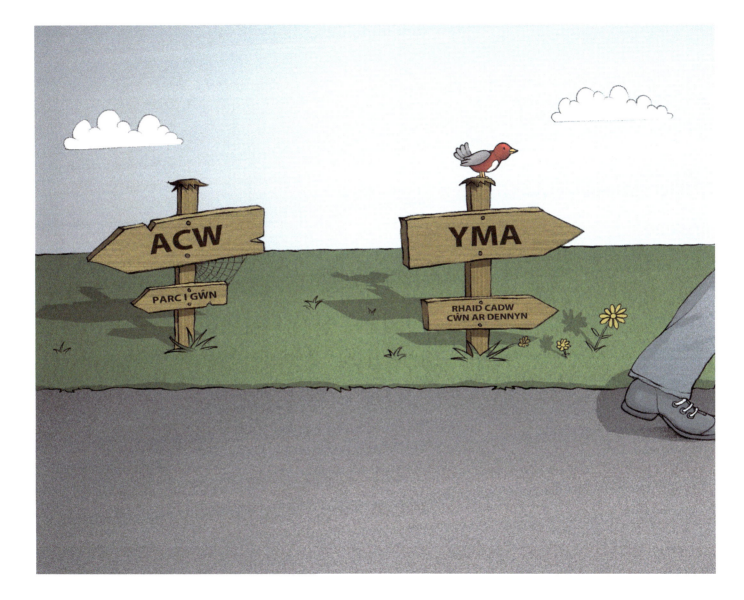

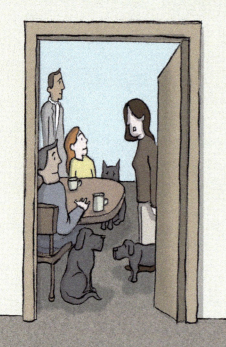

POBL SY'N
BYW GYDA
CHI DU

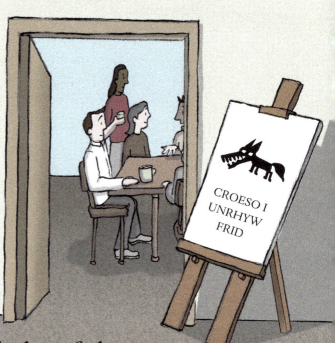

POBL SY'N BYW
GYDA PHOBL SY'N
BYW GYDA **CHI DU**

CROESO I
UNRHYW
FRID

Ymunwch â grŵp cymorth. Does dim byd tebyg i fod mewn
ystafell yn llawn o bobl sy'n deall ac yn rhannu'ch stori.

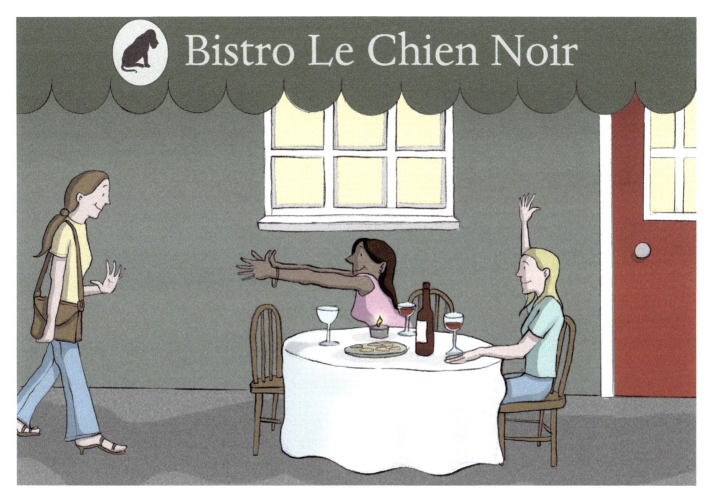

Mae'n bwysig i chi fynd allan a byw eich bywyd a bod yng nghwmni
ffrindiau. Efallai nad yw ffrindiau'n gallu datrys eich problemau, ond maen
nhw'n gallu cynnig cysur, cymorth a doethineb anhygoel.

Un o agweddau pwysicaf y daith hon yw atgoffa'ch gilydd yn gyson …

Bydd hyn yn mynd.
Bydd hyn yn mynd.
Bydd hyn yn mynd.
Bydd hyn yn mynd.

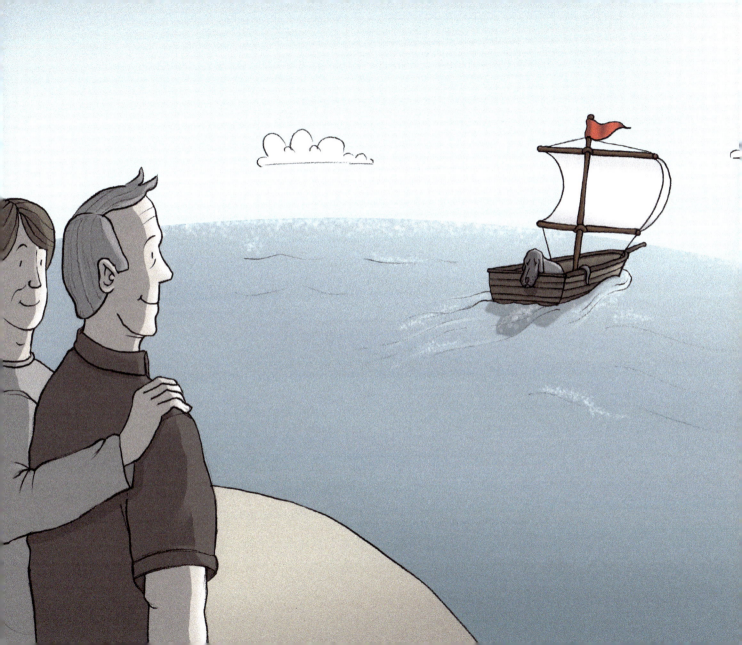

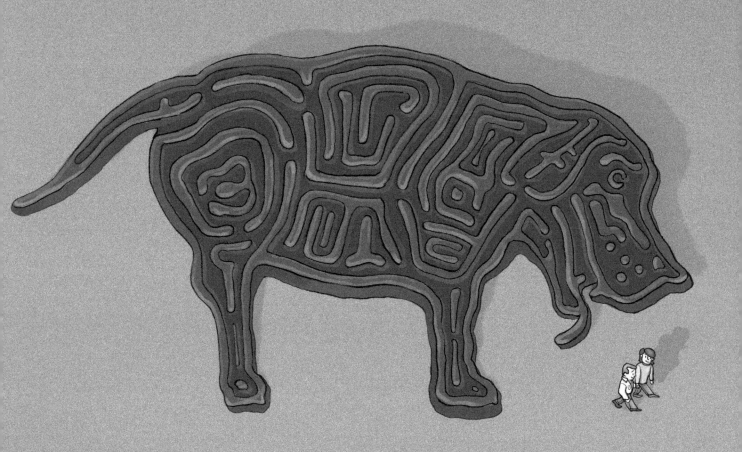

Gall Ci Du mewn unrhyw berthynas fod yn bresenoldeb beiddgar, dychrynllyd a rhwystredig, ond o'i wynebu gyda'ch gilydd, gall y cwlwm rhyngoch dyfu'n gwlwm dyfnach, cyfoethocach a chadarnach.

'Os mai mynydd i'w ddringo yw bywyd,
dychmygwch yr olygfa o'r copa.'

Dienw

CYNLLUN WRTH GEFN

Dyma enghraifft o gytundeb rhwng y gofalwr a'r un sydd ag iselder, sy'n nodi beth ddylai ddigwydd petai'n mynd yn anodd arnyn nhw.

1) Dylai'r un sydd ag iselder gytuno i ddweud yn syth os yw pethau'n mynd yn anodd, yn hytrach na'i adael tan y funud olaf.

2) Cytunwch ar raddfa syml i ddisgrifio pa mor wael yw'r sefyllfa, o **1** (gwych) i **10** (gwael iawn, iawn).

3) Ffoniwch aelod o'r teulu neu ffrind dibynadwy am help a chefnogaeth.

4) Gofynnwch i'w feddyg gytuno y gallwch gysylltu ag ef os bydd angen.

5) Fel cam olaf, os bydd angen i chi fynd i'r ysbyty, gofalwch eich bod yn gwybod pwy i'w ffonio, â phwy i siarad, ble i fynd, a beth fydd yn digwydd os bydd yn rhaid iddo aros yno.

DIFFINIADAU YMARFERWYR IECHYD MEDDWL

MEDDYG TEULU:
Yn aml, dyma'r lle cyntaf i fynd am gymorth. Gall atgyfeirio cleifion at arbenigwyr, gan gynnwys seicolegwyr a seiciatryddion.

SEICIATRYDD:
Meddyg arbenigol yw seiciatrydd sy'n gallu rhoi diagnosis o anhwylderau meddyliol a'u trin, naill ai gyda seicotherapi a/neu feddyginiaeth.

SEICOLEGYDD:
Arbenigwr mewn ymddygiad a datblygiad dynol yw seicolegydd. Mae'n helpu pobl i ddod o hyd i ffyrdd i weithredu'n well yn emosiynol ac yn feddyliol. Mae'r driniaeth yn seiliedig ar newid ymddygiad heb feddyginiaeth.

GWEITHIWR CYMDEITHASOL:
Mae gweithwyr cymdeithasol yn gweithio gydag unigolion, teuluoedd, grwpiau, sefydliadau a chymunedau i fynd i'r afael ag achosion straen cymdeithasol a darparu cymorth cymdeithasol.

CYNGHORWR:
Mae cynghorwr yn cael ei hyfforddi i wrando ar bobl a'u helpu i ddatrys problemau gyda chyngor synhwyrol a thrwy ddarparu strategaethau datrys problemau.

MANNAU ERAILL I GAEL **HELP**

1) **Meddyg**
   Cysylltu â'ch meddyg teulu yw'r cam cyntaf.

2) **Sefydliadau**
   Mae sefydliadau fel SANE, Mind Cymru, Stepiau (Caerdydd a Bro Morgannwg), Time to Change Wales, Young Minds (i enwi dim ond rhai) yn cynnig llawer iawn o wybodaeth o ansawdd da.

3) **Fferyllfeydd**
   Mae ganddyn nhw wybodaeth dda wrth law.

4) **Therapïau naturiol**
   Mae yna lawer o driniaethau a meddyginiaethau amgen, naturiol, da ond mae angen i chi ymchwilio iddynt lawn cymaint ag y byddech yn ymchwilio i ddulliau mwy traddodiadol.

5) **Ar-lein**
   Gweler y rhestr o ddolenni ar y dudalen gyferbyn.

AWGRYMIADAU DARLLEN

Carter, Rosalyn gyda Golant, Susan K. (1998) *Helping Someone with Mental Illness*, Three Rivers Press.

Kabat-Zinn, Jon (2004) *Wherever You Go, There You Are: Mindfulness Meditation in Everyday Life*, Piatkus.

Karp, David A. (2002) *Burden of Sympathy: How Families Cope with Mental Illness*, Oxford University Press.

O'Connor, Richard, PhD (1997) *Undoing Depression: What Therapy Doesn't Teach You and Medication Can't Give You*, Berkley Publishing Group.

Parker, Yr Athro Gordon (2004) *Dealing with Depression: A Common Sense Guide to Mood Disorders*, Allen & Unwin.

Sheffield, Anne (2003) *Depression Fallout: The Impact of Depression on Couples and What You Can Do to Preserve the Bond*, HarperCollins.

Styron, William (2001) *Darkness Visible: A Memoir of Madness*, Random House.

Wigney, Tessa, Eyers, Kerrie a Parker, Yr Athro Gordon (2007) *Journeys with the Black Dog*, Allen & Unwin.

Wilson, Paul (1995) *Instant Calm*, Penguin.

Yapko, Michael D., PhD (1998) *Breaking the Patterns of Depression*, Dell Publishing Group.

GWEFANNAU DEFNYDDIOL

www.mind.org.uk/cymru
ww.ncmh.info
www.timetochangewales.org.uk
www.rcpsych.ac.uk
www.matthewjohnstone.com.au

Gan Matthew Johnstone

Pan wnes i roi *Roedd Gen i Gi Du* i'm cyhoeddwr yn wreiddiol yn 2005, dywedais yn blaen nad oeddwn i'n dymuno bod yn wyneb cyhoeddus iselder; rhan ohonof i oedd y cyflwr, nid y dyn cyflawn. Y siarad plaen hwnnw oedd fy ffordd i o ddelio â'r ofn a ddaw wrth lansio rhywbeth hynod bersonol yn gyhoeddus. Roeddwn i hefyd yn poeni po fwyaf y mae rhywun yn dal gafael ar rywbeth, mwyaf y bydd hynny'n ei ddiffinio.

Mewn sawl ffordd, mae creu *Roedd Gen i Gi Du* wedi fy rhyddhau. O ran gwellhad, dyma'r peth gorau i mi ei wneud erioed. Fe wnaeth i mi wynebu'n gyhoeddus pwy oeddwn i, yr hyn roeddwn i wedi bod drwyddo, yr hyn roeddwn i wedi'i ddysgu yn ei sgil a'r hyn roeddwn i wir ei eisiau mewn bywyd o ganlyniad iddo. Mae wedi fy atgoffa'n gyson fy mod i'n gorfod gwneud yn ogystal â dweud, a rheoli fy mywyd mewn ffordd sy'n cadw'r Ci yn ddiogel yn ei gwt. Mae derbyn pwy ydyn ni'n un o'r ffyrdd gorau o ddatod y clymau sy'n ein caethiwo.

Un o sgileffeithiau creu *Roedd Gen i Gi Du* yw fy mod, dros y flwyddyn neu ddwy ddiwethaf, wedi rhoi nifer o sgyrsiau am ddod trwy iselder i gymunedau, y sector gwledig a chorfforaethau mawr. Dysgodd hyn wers werthfawr i fi, sef bod helpu eraill yn ein helpu ni i wella ein hunain.

Beth bynnag oedd diwylliant lleoliad y sgwrs, roedd y senario bob amser fel petai'n adlewyrchu agwedd cymdeithas tuag at iselder neu salwch meddwl. Byddai pobl yn cyrraedd yr ystafell, byddai ychydig o dawelwch lletchwith, pobl yn edrych i lawr ac yn methu eistedd yn llonydd. Ar ôl y sgwrs, fodd bynnag, roedd y gwrthwyneb bob amser i'w weld; roedd rhyddhad, roedd y brêc llaw emosiynol wedi'i ollwng a byddai pobl yn siarad **go iawn**, yn aml am y tro cyntaf erioed.

Mae profiadau bywyd pawb yn wahanol, ond wrth drafod iselder, mae geiriau'r Ci Du bob amser fel petaen nhw'r un fath. Yn yr un modd, er ein bod ni i gyd yn wahanol, yn y pen draw, mae eisiau'r un peth arnon ni i gyd; cariad, cysylltiad, dealltwriaeth a chytgord emosiynol.

Un o'r cwestiynau roeddwn i'n ei gael yn aml oedd, 'Pa gyngor sydd gennych chi i'r gofalwr?'
Fel arfer, byddwn yn ateb, 'Byddai'n rhaid i chi ofyn i 'ngwraig i.'
A bydden nhw'n dweud, 'Wel, pryd mae hi'n ysgrifennu ei llyfr hi?'

Y gwir yw ein bod wedi trafod y peth, ond heb wneud dim yn ei gylch – hynny yw, tan i wasg Pan ddod atom ni. Yn wreiddiol, roeddwn i'n betrus iawn am y prosiect am nad oeddwn i'n meddwl y gallwn i ysgrifennu ail lyfr am y pwnc. Ond un noson, dyma Ainsley a minnau'n mynd ati ac o fewn ychydig oriau, roedden ni wedi llenwi sawl darn o bapur gyda syniadau a nodiadau. Ganwyd *Byw gyda Chi Du*.

Yna aeth Ainsley i gyfweld â nifer o bobl oedd â phartneriaid, brodyr a chwiorydd, rhieni neu blant oedd wedi bod yng nghwmni'r Ci Du. Fe wnaeth eu storïau gadarnhau llawer o'r hyn roedden ni eisoes yn ei feddwl, gan roi sawl cipolwg gwirioneddol wych i ni. Roedd pawb yn gytûn fod un foment fawr o sylweddoli, fel y gwnes i grybwyll yn gynharach. Dywedodd y rhan fwyaf eu bod yn difaru peidio â siarad fel hyn yn gynt.

Yn ein byd hynod brysur ni, anaml y byddwn yn stopio ac yn siarad GO IAWN, yn gwrando GO IAWN ac yn meddwl amdanom ein hunain GO IAWN. Rydyn ni fel pryfed ar wyneb y dŵr, yn gwibio o gwmpas ar yr wyneb ond braidd byth yn mentro o dan yr wyneb. Dydw i ddim yn dweud ei bod yn rhaid cynnal sgyrsiau dwfn a dwys byth a hefyd, ond mae cael ambell sgwrs lawn gonestrwydd a deallusrwydd emosiynol go iawn yn gallu bod yn werthfawr, yn llesol ac yn falm i'r enaid.

Er bod Ainsley a minnau wedi ysgrifennu'r llyfr hwn, rydw i am gyflwyno fy rhan i ohono iddi hi a'r holl bobl wych eraill sy'n sefyll yn gadarn wrth ochr anwyliaid sydd â Chi yn eu bywydau. Dydy hi ddim yn hawdd bod gyda rhywun sydd ag iselder, ond fel mae Ainsley a minnau wedi'i brofi dro ar ôl tro, mae modd ei reoli a gall sefyllfa wael yn sicr esgor ar ddaioni. Rydyn ni'n gobeithio'n fawr y bydd y llyfr bach hwn yn brawf o'r ddamcaniaeth honno.

Bow wow!!!

Matthew Johnstone

DIOLCH O GALON

Yn gyntaf, hoffem ddiolch i'r holl bobl sydd wedi ein cefnogi wrth gynhyrchu'r llyfr hwn.

Roedd eich straeon, eich sylwadau a'ch gonestrwydd yn ysbrydoliaeth. Diolch i'n merched prydferth, Abby a Luca, am ein hatgoffa o'r hyn sy'n bwysig bob amser ac am sicrhau bod digon o chwerthin ar yr aelwyd.

I'n ffrindiau a'n teuluoedd gwych – am eich clustiau, eich anogaeth, eich cariad a'ch cymorth, diolch i chi.

I'r Athro Gordon Parker a staff y Black Dog Institute am eu cefnogaeth, eu cyngor a'u cyfeillgarwch anhygoel, ac am y gwaith gwych maen nhw'n ei wneud yn ein cymuned.

I Alex Craig yn Pan Macmillan, diolch am gredu yn y llyfrau ac am eu cefnogi. Rydyn ni'n dau'n werthfawrogol iawn o'th amser, dy fewnbwn a'th gyfeillgarwch. Diolch hefyd i'r staff yn Pan. Heboch chi, fyddai'r llyfr hwn ddim yn bodoli.

I'm hasiant, Pippa Masson a staff Curtis Brown sydd bob amser wedi bod yn hynod gefnogol, ac wedi cynorthwyo i gyhoeddi'r llyfrau yma ar draws y byd.

I Matthew Cumming am ei gyfeillgarwch ac am fy helpu i greu fy ngwefan wych: www.matthewjohnstone.com.au

I Oil Communications, diolch am eich cefnogaeth ac am fy nghyflogi tra oeddwn i'n gweithio ar y llyfr hwn.

I Tanyika Hartge, diolch am fy helpu i ddeall yn well hanfodion Illustrator.

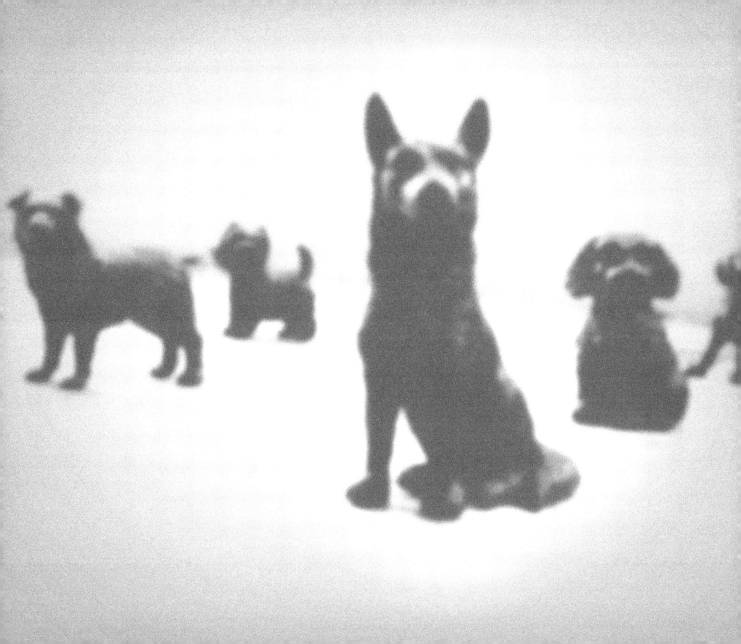

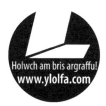